AF384249

MÉLANGES

DE

MÉDECINE PRATIQUE

PAR

Victor AUDHOUI

Médecin des hôpitaux de Paris et du Ministère des affaires étrangères,
Ancien chef des cliniques de la Faculté de médecine de Paris,
Rédacteur en chef de la *Thérapeutique contemporaine*,
Médecin consultant aux Eaux de Vichy, etc.

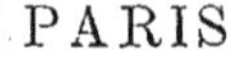

PARIS

ADRIEN DELAHAYE ET EMILE LECROSNIER, ÉDITEURS,
Place de l'Ecole de médecine.

1883

MELANGES

DE

MÉDECINE PRATIQUE

———

CLINIQUE DE L'HOPITAL DE LA PITIÉ.

SECTION PREMIÈRE.

Service de Médecine.

Observations sur l'inertie de l'estomac.

Je ne doute pas qu'il y en ait de plusieurs espèces ; et, par exemple, certaines manifestations de l'état nerveux borné aux organes digestifs paraissent dépendre de l'inertie de l'estomac : l'estomac est fréquemment inerte chez les buveurs et les fumeurs ; l'inertie est un symptôme de l'irritation gastrique inflammatoire et plus particulièrement de l'affection catarrhale ; il existe certainement une inertie de l'estomac constitutionnelle, héréditaire, etc.

Un estomac plus ample que de coutume peut être inerte, mais il peut aussi ne l'être pas. J'ai distingué déjà l'estomac spacieux des gens qui, par nature, mangent beaucoup et digèrent bien. Cet estomac est plein d'énergie : il se meut régulièrement sur le bol alimentaire, l'agite en tout sens, le brasse et écoule le chyme par le pylore, dans le temps voulu. J'ai distingué aussi l'estomac dilaté, qui se contracte vivement sous une influence excitante, même extérieure, mais qui est incapable de soutenir un tel effort : état comparable à l'inertie utérine consécutive où l'on voit la matrice s'enroidir un instant sous la main qui la comprime à travers la paroi abdominale, et se relâcher aussitôt.

J'ai vu ce phénomène curieux se produire chez une femme affectée de dilatation d'estomac et qui vomissait. Cette femme était très amaigrie et la forme de l'estomac s'accusait avec netteté sous la paroi abdominale : on le prenait dans la main. Or, si je le massais doucement, il se contractait à vue d'œil, se relevait et venait former au-dessus de l'ombilic une tumeur en forme de cornemuse, saillante et qu'on aurait pu mouler. L'estomac, quoique rempli, ne se vidait pas. Rien n'indiquait qu'il y eùt un rétrécissement du pylore. Au bout d'un instant, la contraction cessait et l'organe retombait dans l'abdomen.

L'inertie et la dilatation sont tantôt congénères et dépendantes d'une même cause ; tantôt la dilatation engendre l'inertie et tantôt l'inertie la dilatation. Il importe, sans doute, de séparer l'estomac forcé, en quelque sorte, par la gourmandise et consécutivement inerte, de l'estomac inerte et dilaté tout ensemble qui survient à certains cancers et rétrécissements du pylore, et de l'état d'inertie avec dilatation dont je vais donner des exemples.

Une femme enceinte vomissait sans cesse et l'on supposa qu'elle avait une dilatation d'estomac. Elle vint accoucher à l'hôpital de la Pitié, en 1882, dans mon service, et mourut d'infection purulente. Les vomissements, ayant continué après l'accouchement, ne cessèrent qu'avec la vie. Nous procédâmes à l'autopsie et la première chose qui frappa nos yeux, à l'ouverture de l'abdomen, fut l'estomac. Il descendait jusqu'au pubis : il était énorme et plein d'un liquide tirant sur le vert. Extrait de la cavité abdominale après la ligature des orifices, on y pratiqua une ponction ; et nous le vîmes revenir sur lui-même en chassant avec force son contenu. Le liquide entièrement écoulé, l'estomac se présenta sous un volume presque normal. Il n'y avait pas de rétrécissement du pylore.

Un homme d'une quarantaine d'années, qui avait subi des revers de fortune et commis de grands excès, vint mourir à l'hôpital de la Pitié, dans mon service de médecine, après une longue et cruelle maladie. Notre distingué confrère, M. le Dr Ruelle, me l'avait adressé comme atteint d'une affection gastro-hépatique intéressante et en particulier d'une dilatation d'estomac. Cette dernière lésion était évidente. L'estomac engorgé descendait bien au-dessous de l'ombilic : les vomissements étaient énormes et jetaient à l'extérieur une matière liquide, ténue, verdâtre. Il mourut au milieu d'une attaque de convulsions urémiques, car il présentait en même temps les divers symptômes de la néphrite parenchymateuse. L'abdomen ouvert, on trouva l'estomac atteignant à peine à l'ombilic et presque vide. Le pylore n'était pas rétréci. Je laisse de côté les lésions diverses, confirmatives du diagnostic, que l'ouverture du cadavre nous fit découvrir, pour m'attacher à faire observer que si la mort eût surpris l'estomac rempli de liquide, comme dans le cas précédent, on l'eût trouvé dilaté et descendant au moins aussi bas que pendant la vie.

Ainsi, l'élasticité de l'estomac survit à sa contractilité. Ces deux propriétés sont donc distinctes ; et si je considère leurs rapports, je constate que l'abolition de la contractilité, c'est-à-dire l'inertie, rend l'estomac incapable de résister, par sa seule force élastique, à un poids même léger et entraîne sa dilatation. La démonstration de ce fait est aisée, je crois, et peut se donner sur le vivant au moyen de la sonde œsophagienne ou du siphon stomacal. D'ailleurs, j'en découvre des exemples dans les circonstances ordinaires : voyez l'état que les Traités de Pathologie interne décrivent, d'après Chomel, sous le nom de *dyspepsie des liquides.*

L'inertie gastrique a un autre effet : elle met obstacle au nettoiement complet de l'organe ; naturel, cela va de soi, mais au nettoiement même exécuté par des moyens artificiels. On ne peut jamais arriver à vider complètement, à assécher de tels estomacs ! Plusieurs fois, j'en ai fait l'expérience sur un homme qui est encore dans mon service, à l'hôpital. Le lavage de l'estomac, indiqué d'ailleurs par une dilatation qui transforme l'organe en cloaque, améliore, sans doute, la situation du malade en parant à l'inanition, mais il ne le guérit pas. Il y faut d'autres moyens et de ceux qui s'attachent à dissiper la cause même de la lésion : je veux parler de l'emploi de ces excitants qu'on suppose capables de remédier à l'état d'inertie de l'estomac.

Une dame âgée de trente ans, qui m'a été adressée dernièrement par un savant et très habile praticien, M. Poinsot, présente tous les phénomènes de l'inertie de l'estomac entraînant sa dilatation sous le poids dès boissons et des aliments ingérés. Je l'examine environ une heure et demie après le déjeuner et je constate que l'estomac, très dilaté, emplit l'hypochondre gauche, l'épigastre et descend fort au-dessous de l'ombilic. Les parties déclives donnent un son mat ; et le clapotage est provoqué dans toutes les régions occupées par l'estomac. Sous l'influence de la moindre impulsion, du moindre mouvement, on sent et l'on entend le flot. Il n'y a pas de vomissement, tout passe par le pylore où l'on ne peut soupçonner le moindre rétrécissement. Le mal est que cette dame éprouve fréquemment une sensation de vacuité gastrique qui la porte à ingérer plus d'aliments et de boissons qu'il ne conviendrait. Une des premières indications et des plus importantes sera, sans doute, dans le cas présent, de restreindre sensiblement la quantité des aliments solides et principalement des liquides constituant la matière de chaque repas. L'estomac, d'ailleurs, se débarrasse difficilement, ou, si vous vous voulez, très lentement, du bol alimentaire : il reste toujours quelques débris dans la cavité gastrique qui forme cloaque, comme on s'en est assuré par le lavage pratiqué depuis plusieurs mois au moyen du siphon stomacal. Ce lavage, conseillé tardivement, car la maladie est déjà bien ancienne, a procuré d'abord du soulagement; mais comme il ne pouvait remédier à l'inertie, le soulagement a été de courte durée. Je crois cependant le lavage utile; mais il me paraît plus urgent de provoquer et de soutenir, s'il est encore possible, la contractilité de l'estomac par des agents appropriés. J'ai donc conseillé une méthode de traitement dont voici les principaux traits : une demi-heure avant chaque repas, madame pratiquera le lavage de l'estomac au moyen de la sonde gastrique à double courant qui permettra de donner, au besoin, une douche stomacale. L'estomac nettoyé et douché, elle boira un demi-verre d'eau de Vichy; et cela fait, on lui donnera une ablution d'eau froide sur tout le corps avec l'éponge ruisselante qui sera promenée à plusieurs reprises sur les reins et sur la région épigastrique ; etc.

Je joins d'ordinaire à ces moyens les frictions de l'épigastre, un doux massage de l'estomac, les applications sur l'abdomen, de serviettes chauffées ; et à l'intérieur, les compositions myosthéniques. Je ne néglige pas d'entretenir les excrétions dans une proportion convenable, en déblayant chaque jour le gros intestin si c'est nécessaire et en remédiant, s'il y a lieu, à la sécheresse de la peau, au moyen du bain domestique que je fais suivre de frictions pratiquées le long de l'épine du dos ou sur tout le corps. Je recommande, enfin, un exercice régulier, sans jamais le pousser jusqu'à la fatigue.

J'ai actuellement, à l'hôpital de la Pitié, dans mon service de médecine, un autre exemple d'inertie gastrique. C'est une femme qui ne peut pas arriver, non plus que l'homme dont j'ai dit un mot tout à l'heure, à vider et à nettoyer complètement son estomac. Cette difficulté a été éprouvée également par la malade de M. Poinsot. L'homme se maintient assez bien avec le lavage ; la femme en a retiré du soulagement, sans doute, mais les troubles persistants étaient tels que j'ai dû me résoudre à mettre en usage quelque moyen plus actif. Je me suis arrêté aux courants induits ; et elle en a déjà éprouvé les meilleurs effets. L'instrument dont je me sers a été construit, sur mes indications, par M. Chardin. La partie principale consiste en une sonde munie à son extrémité gastrique d'anneaux métalliques séparés et reliés d'ailleurs, par des fils distincts et isolés, à l'un des réophores de l'appareil d'induction. Cette sonde, qui forme l'excitateur gastrique de l'appareil, étant introduite dans l'estomac et couchée sur son fond, il est aisé, au moyen du second excitateur appliqué sur les différents points du tronc ou sur la région latérale du cou, de faire passer le courant induit à travers toutes les parties de la paroi stomacale. L'isolement des anneaux permet de restreindre ou d'étendre l'action de l'électricité, suivant qu'on. en met un, deux ou plusieurs en communication avec le réophore.

J'arrête ici ces considérations sur l'inertie gastrique. Je me propose d'y revenir ; car cet état, qui mérite considération, a été jusqu'ici assez négligé par les auteurs qui se sont plus particulièrement occupés des maladies de l'estomac.

SECTION DEUXIÈME.

Service des Accouchements.

Mon service d'accouchements est définitivement organisé, depuis le 1er mars, sur le modèle nouveau. Le personnel comprend : le chef de service, un élève-interne, un élève-externe, une sage-femme, une surveillante, un infirmier et des infirmières de jour et de nuit. Les services spéciaux de l'hôpital Tenon et de la Charité, qui ne sont pas plus importants que le mien, ont de plus un second élève-externe, une seconde sage-femme et un élève en pharmacie. Pourquoi?... C'est un mystère administratif.

D'après le nouveau règlement, les services d'accouchements des hôpitaux de Paris sont divisés en deux classes : 1° ceux qui sont confiés à des chirurgiens : maison d'accouchement et maternité de Cochin ; 2° et ceux qui sont disséminés dans les divers établissements hospitaliers. Ces derniers sont divisés eux-mêmes, provisoirement, en *services spéciaux* confiés à des accoucheurs qui ne sont ni médecins, ni chirurgiens : Tenon, Lariboisière, la Charité, Saint-Louis ; et en *maternités annexées* à des services de médecine ou de chirurgie.

Mon service appartient à la catégorie des *annexés;* et j'observe que, renfermant 17 lits, ce service est aussi important que deux des quatre services spéciaux, celui de Tenon avec 16 lits et celui de la Charité avec 18. Lariboisière et Saint-Louis ont chacun 28 lits.

La réunion dans mes mains d'une maternité et d'un service de médecine ordinaire me donne une des cliniques obstétricales les plus complètes qui existent actuellement à Paris ; et, en effet, je reçois fréquemment dans mon service médical, les *avortements* accomplis à l'extérieur et les *suites de couches* provenant soit de la ville, soit même d'autres services d'accouchements. Cette disposition me permet encore de suivre les femmes malades et enceintes, non seulement pendant leurs couches, mais encore avant et après l'accouchement. On voit aussitôt l'extrême utilité que peuvent avoir les services d'accouchements annexés. L'art n'y est pas étranglé comme dans les maternités et les services spéciaux où l'on se borne à accoucher.

Mon interne des accouchements. M. Peltier, publie tous les mois, depuis le 1er janvier, la statistique du service. Voici celle du mois de mars, qui donne une idée très exacte du mouvement de notre maternité.

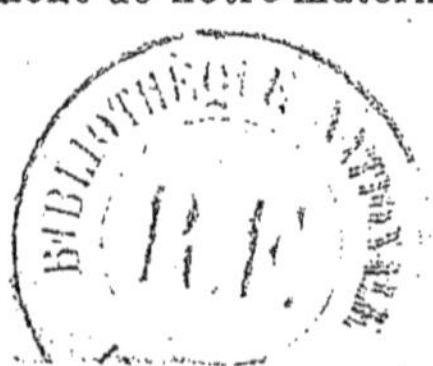

Statistique du service des accouchements. — Mars 1883.

Par M. PELTIER.

I.

MÈRES.

Nombre d'accouchements : 29

Mères primipares....... 9 { âge minimum. 18 ans / âge maximum. 39 ans

— multipares....... 20 { âge minimum. 20 ans / âge maximum. 42 ans

Un avortement à 4 mois 1/2 (mère primipare ; fœtus pesant 900 gr., a vécu vingt-quatre heures).

Mortalité des mères : nulle.

Après l'accouchement, 3 femmes ont été transférées dans le service de médecine :

1 primipare, 21 ans ; accouchement à 7 mois 1/2, au début d'une fièvre typhoïde à forme pulmonaire ; est sortie de l'hôpital guérie.

1 secondipare, 42 ans ; inertie utérine consécutive ayant nécessité le tamponnement; suites de couches régulières, sauf la lenteur de la régression utérine. Passe en médecine au bout d'un mois pour une endo-péricardite.

1 primipare, 19 ans ; trois jours après l'accouchement, fièvre, douleurs abdominales, lochies un peu fétides ; — néanmoins, l'état général est bon, et la femme n'est pas évacuée. — Pendant quinze jours, malgré des injections vaginales antiseptiques, des injections utérines pratiquées pendant quelques jours, la malade conserve de la fièvre le soir ; — le matin elle est le plus souvent apyrétique : — passage en médecine ; la fièvre tombe du jour au lendemain pour ne plus reparaître.

II.

ENFANTS.

Total des naissances.	Garçons.			Filles.		
	Nombre de garçons.	Mort-nés. —	Morts à l'hôpital.	Nombre de filles.	Mort-nées. —	Mortes à l'hôpital.
a. Enfants de primipares.						
9	6	0	1	3	0	1
b. Enfants de multipares.						
20	9	1	1	11	1	1

La mortalité des enfants se résume ainsi :

1 enfant mort avant le travail et macéré (fœtus de 7 mois).

1 » » au début du travail (siège, mode des pieds). A 7 mois, menace d'avortement ; depuis, fœtus peu vigoureux : mouvements actifs très faibles ; battements du cœur à peine perceptibles ; — accouchement à 8 mois. Quand

1/2 heure environ après la rupture des membranes,
l'expulsion fut pratiquée artificiellement, l'enfant était
déjà mort, ainsi que le témoignait l'absence de battements dans le cordon.

1 enfant mort 14 heures après l'accouchement.
1   »   » le 13ᵉ jour, 7 mois 1/2 (diphthérie oculaire).
1   »   » le 10ᵉ jour, 7 mois 1/2 (dépérissement graduel, n'a pu
            être allaité par la mère, qui avait une fièvre typhoïde).
1   »   » le 13ᵉ jour (gastro-entérite).

III.

PRÉSENTATIONS.

a. Chez les primipares.

		Morts avant le travail.	Morts pendant le travail.	Morts pendant le séjour à l'hôpital.
Sommet	6 garçons.	0	0	1
	3 filles.	0	0	1

b. Chez les multipares.

		Morts avant le travail.	Morts pendant le travail.	Morts pendant le séjour à l'hôpital.
Sommet	8 garçons.	0	0	1
	9 filles.	0	0	0
Siège	1 garçon.	0	1	0
	1 fille.	1	0	0
Epaule	1 fille.	0	0	1

IV.

OPÉRATIONS.

FORCEPS (1 cas). — Primipare, 24 ans ; bassin normal ; à terme ; contractions
énergiques de l'utérus ; lenteur du travail due à la résistance du périnée ;
application du forceps dans l'excavation. Accouchement d'un enfant vivant
pesant 3 kil. 750. Guérison de la mère.

VERSION CÉPHALIQUE PAR MANŒUVRES EXTERNES (1 cas). — Secondipare,
24 ans ; à terme ; depuis son entrée, présentation du sommet en O. I. G. A. ;
— le 29 mars, rupture incomplète de la poche des eaux et écoulement par-
tiel du liquide amniotique ; par le toucher, le doigt arrive aisément sur la
tête. Le 30. Excavation vide ; présentation de l'épaule droite en acromio-ilia-
que gauche ; version par manœuvres externes. Accouchement le 31, à 4 h.
du matin en O. I. G. A.

VERSION PODALIQUE (1 cas). — Présentation de l'épaule gauche en acro-
mio-iliaque droite ; poche des eaux rompue depuis une demi-heure ; liquide
amniotique en grande partie écoulé ; utérus rétracté sur le fœtus. En raison
de ces conditions, la version est laborieuse ; de plus, au moment où la tête
franchit l'orifice du col utérin, celui-ci se rétracte fortement et empêche
pendant deux à trois minutes de terminer la version. Pendant ce temps, le
fœtus, dont le thorax est au dehors, fait plusieurs efforts inspiratoires, puis
les battements du cordon diminuent et, quand la version peut être enfin ter-

minée, ils ont complètement cessé. L'enfant ne fait aucun effort inspiratoire; cependant les battements du cœur sont encore perceptibles ; au bout d'une heure environ, la respiration est assez bien rétablie.

A 6 h. du soir, l'enfant respire bien; néanmoins il meurt dans la nuit, quatorze heures après l'accouchement.

Signalons en outre que la mère, âgée de 32 ans, est atteinte d'une tuberculose pulmonaire assez avancée, et que cependant elle a parfaitement supporté une intervention entreprise dans des conditions désavantageuses non seulement pour l'enfant, mais aussi pour la mère. Les suites de couches ont eté normales ; l'involution utérine rapide ; seulement, les phénomènes pulmonaires, ainsi qu'il est de règle de l'observer en pareil cas, ont subi une recrudescence notable. Elle est actuellement dans le service de médecine.

THÉRAPEUTIQUE ET MATIÈRE MÉDICALE

Considérations sur la potion tonique et la potion cordiale et sur l'emploi des liqueurs spiritueuses.

I. — Je me suis élevé plusieurs fois publiquement, et je m'élève tous les jours contre cette malheureuse *potion d'eau-de-vie* qu'un obscur professeur de clinique médicale a qualifiée, je ne sais trop pourquoi, de *potion de Tood* ; mais, je dois avouer que mes efforts sont demeurés infructueux. Aussitôt que je lâche la bride, je vois reparaître au milieu même de mes prescriptions le *julep gommeux* additionné d'une forte dose de *rhum* ou d'*eau-de-vie de Cognac*, composition barbare ! et s'étaler devant mes yeux un nom agaçant. Et la chose est d'autant plus désagréable, que cette ration d'eau-de-vie, ne répondant à aucun besoin, vient s'ajouter à des quantités de vin déjà copieuses et ne peut qu'abattre les forces au lieu de les soutenir.

Si encore notre honorable confrère anglais et ses imitateurs français avaient donné sur l'emploi des liqueurs spiritueuses des notions nouvelles et raisonnables, on pourrait tolérer la transformation de la *potion tonique* et de la *potion cordiale* en potion de Tood, mais il n'en est rien ; et les faiseurs de manuels et d'observations à la douzaine s'en mêlant, nous en sommes arrivés à ce point que les médecins se servent du nom de Tood en guise de nom commun : on dit, si je ne me trompe, « *un tood* », comme les physiologistes savoyards disent « *un réflexe* ». Le fait est que nous déshonorons notre langue; et que nous ne savons plus à quoi peuvent servir, dans les maladies, le vin et les liqueurs spiritueuses.

En vérité, c'est une cohue que la médecine ! A tel point que l'homme le plus ferme sent à toute heure sa propre pratique lui échapper. J'ai vu un temps où j'avais plus de peine à repousser le salicylate de soude que le rhumatisme : un autre, où pour conserver la direction de mes malades atteints de pneumonie, j'ai été forcé de placer la méthode de traitement sous l'invocation du bienheureux sir Robert Bentley Tood ; enfin depuis six mois il ne m'a pas été permis de traiter à mon gré une fièvre typhoïde. Et que serait-ce si j'entamais le chapitre des maladies chroniques, de la phthisie et des maladies de l'estomac, par exemple !

II. — On peut donner aux malades, soit les liqueurs spiritueuses de ménage, soit les compositions officinales spiritueuses. La potion tonique ou cordiale la plus simple, la plus vulgaire, est celle que l'on prépare à la maison en mêlant une certaine quantité de rhum, d'eau-de-vie de Cognac, ou d'eau de mélisse des Carmes à de l'eau sucrée, ou à quelque infusion aromatique.

L'eau de mélisse des Carmes, autrement dit l'*alcoolat de mélisse*, qu'on nomme encore *eau de mélisse spiritueuse*, appartient aux compositions officinales, quoique l'usage domestique en soit extrêmement répandu. Le rhum, l'eau-de-vie de Cognac et toutes les liqueurs de table, au contraire, n'entrent pas dans notre Officine : vous ne devez donc pas les prescrire lorsque vous ordonnez au pharmacien de préparer la potion tonique ou la potion cordiale.

Voici la formule de la *potion tonique* ordinaire :

Sirop de quinquina.	25 grammes.
Alcoolat de mélisse.	5 —
Eau distillée de menthe poivrée.	30 —
Eau commune.	90 —
Mêlez.	

Quant à la *potion cordiale* ou *aromatique*, on la compose de la manière suivante :

Sirop d'œillet.	30 grammes.
Alcoolat de cannelle.	15 —
Confection d'hyacinthe.	5 —
Eau distillée de menthe poivrée. . . . . }	ââ 60 —
Eau de fleur d'oranger. . . . . }	

Mélangez les eaux distillées, l'alcoolat et le sirop, et délayez la confection d'hyacinthe dans la liqueur.

La confection d'hyacinthe, ou *électuaire de safran composé*, n'ajoutant aucune vertu bien sensible à cette dernière composition, vous pouvez, si bon vous semble, la supprimer. N'oubliez pas, enfin, que l'alcoolat de cannelle et l'alcoolat de mélisse marquent environ 80° centés.

Voilà deux modèles de potions alcooliques ; c'est un thème sur lequel vous pouvez écrire une foule de variations, soit en augmentant la quantité de tel ou tel ingrédient, en portant, par exemple, à 20 et à 30 grammes les compositions spiritueuses, soit en y substituant d'autres compositions destinées à satisfaire à la mode, au goût ou au caprice des patients. Suivez donc ces deux modèles et supprimez désormais de vos prescriptions le rhum et l'eau-de-vie de Cognac, qui introduisent mal à propos dans l'Officine le ménage du pharmacien.

III.—Le cas le plus simple, le plus approchant de l'état de santé auquel conviennent les liqueurs spiritueuses est la *fatigue* qui succède à un effort volontaire brusque ou prolongé : c'est la *lassitude* et la *courbature communes* que le repos dissipe et qu'efface momentanément un verre de vin ou un petit verre d'eau-de-vie. Je rapporte à ce genre d'affection la fatigue de l'accouchement.

La courbature et la lassitude ne sont pas toujours le fait de l'effort. Les médecins savent distinguer, par exemple, une *lassitude et une courbature fébriles :* à cet état conviennent très bien encore les liqueurs spiritueuses, lorsqu'il forme un fait décidément essentiel. On ne peut juger de ce dernier caractère que dans la rémission fébrile ou l'intermission ; et c'est à cette période même, quand la fatigue y est dominante, qu'il convient de donner le vin, les liqueurs et la potion tonique ou la cordiale. Je traiterai plus tard de l'emploi du vin dans la *fièvre maligne*.

La courbature et la lassitude, indépendantes de l'effort musculaire, sont liées encore à une autre cause, non moins fréquente que l'état fébrile, je veux parler de ces digestions laborieuses, non mêlées d'ivresse, qui entraînent la somnolence et le coma. Au réveil, la tête est lourde, les membres brisés, rompus comme on dit. Or, indépendamment de toute autre médication indiquée par le genre et l'espèce de la dyspepsie, il convient de faire prendre à de tels malades, lorsqu'ils reviennent à eux, une dose appropriée de liqueur spiritueuse.

L'esprit de vin est utile à une autre forme de la dyspepsie. La digestion, dans celle dont je viens de parler, commence bien, mais finit mal : il y a une sorte d'atonie qui se déclare vers le milieu du travail digestif gastrique et qui va s'accroissant jusqu'à la fin de ce travail. Or l'atonie, au lieu d'être tardive, peut être précoce et suivre immédiatement l'ingestion des aliments, quelquefois d'un seul verre d'eau : il semble que l'estomac ne soit pas capable de supporter le poids même

de la matière alimentaire et que ses forces soient immédiatement épui-
sées, comme nous voyons la force musculaire anéantie brusquement
lorsqu'on cherche à maintenir élevé avec le bras, par exemple, un poids
trop lourd. Cette atonie gastrique précoce affecte, par sympathie, le
système entier des forces sensitives et musculaires ; et il en résulte
une lassitude et une courbature que les compositions spiritueuses sont
capables de dissiper. Cet état, dans ses variétés les plus légères, est
fréquent ; et engage bien des personnes à prendre au dessert un filet
d'eau-de-vie, ou quelques gorgées de liqueur.

Voilà pour les troubles des fonctions animales : joignez à ces cas
divers les désordres des fonctions vitales que caractérise la *défaillance*,
de quelque nom qu'on la nomme, et quelle qu'en soit la cause, et vous
aurez les indications principales du vin et de son esprit.

La dose que vous jugez nécessaire doit toujours se prendre d'un
coup ; et elle doit être telle qu'elle n'affecte pas sensiblement le système sensoriel et l'appareil des vaisseaux.

« Les cordiaux, dit Barthez, dont le vin est peut-être le premier ;
sont les remèdes les plus puissants dans l'état extrême d'abattement
des forces : où souvent ils rallument sensiblement la flamme vitale,
lorsqu'elle est prête à s'éteindre. Cependant comme ils affectent particulièrement les forces des organes de la circulation du sang, ils ne
doivent être donnés que dans des circonstances, et qu'à des doses, où
ils n'excitent point trop la circulation : mais assurent seulement l'influence de succession qu'elle doit avoir dans l'ordre naturel, sur les
fonctions de tous les autres organes. »

Nous éloignerons donc, autant que faire se pourra, ces flots d'alcool, longtemps continués, qui ne répondant à aucune indication
palpable, ne peuvent être qu'inutiles si non dangereux.

Je n'ai traité que de l'action cordiale et tonique des liqueurs spiritueuses : mais, on sait que ces liqueurs sont souvent employées comme
condimentaires, *sudorifiques* et *diurétiques* ; et alors, leur application
est soumise à des règles que je ne me suis pas proposé de formuler
dans ce travail.

HISTOIRE ET CRITIQUE

De la fermentation et de la contagion.

A propos de la première leçon du cours de Pathologie comparée.
(Samedi, 21 avril 1883.)

C'est un charmeur que M. Bouley ; et certes ! un esprit largement ouvert,
fécond, rendant la semence au centuple ; d'ailleurs prompt à propager par la

parole et la plume la vérité ou ce qu'il croit être la vérité. C'est un charmeur ! et il faut être bien ferme pour ne pas subir, en sa présence, de fascination.

Je me suis assis, samedi, sur les bancs de ce petit amphithéâtre du jardin des plantes, coquet et clair, où, depuis deux ans, le professeur enseigne la PATHOLOGIE COMPARÉE. Nous y étions en grand nombre ; et j'ai pu suivre sur l'auditoire attentif les effets de cette singulière attraction. Il s'agissait, dans cette première leçon, du sujet actuel, passionnant, *des rapports de la fermentation avec la contagion et les maladies virulentes :* sujet rajeuni par les découvertes de M. Pasteur ; car, pour nous, médecins, il est aussi vieux que notre art.

M. Pasteur a débarrassé la science d'une hypothèse, la *génération spontanée,* qui faussait et détruisait même le système de la nature : il a démontré que les ferments sont des corps vivants et, du coup, il a fait rayonner le monde physiologique jusqu'aux limites de la chimie ; il a démontré aussi que virus et miasmes étaient animés. Or, je le proclame avec ferveur : avoir découvert et démontré toutes ces choses, avoir découvert que ces êtres qui constituent des virus sont capables de végéter dans un milieu artificiel en conservant toute leur vertu délétère, n'est-ce pas digne d'admiration ? Et plus admirable encore l'art d'atténuer ces virus, de les rendre capables de provoquer une maladie bénigne qui met à couvert l'organisme et le préserve de la maladie mortelle d'où ils sont sortis !

Allez entendre l'histoire de ces découvertes, l'exposition de ces idées : écoutez M. Bouley, sobre, presque froid d'abord, quoique plein d'enthousiasme, et jaillissant tout à coup sous le choc d'une contradiction, d'un simple doute, en traits éclatants qui touchent presque à l'éloquence, en comparaisons lumineuses, images saisissantes ou coups acérés ; et si vous ne vous sentez pas touché, enlevé, ému, vous n'êtes pas digne d'étudier la nature et de concevoir la puissance de l'esprit humain.

Je l'ai éprouvé ce sentiment ; et connaissant la route, je me suis laissé entraîner sans résistance et sans crainte dans ce règne nouveau que nous devons au génie de M. Pasteur. J'ai vu, devant moi, se dérouler l'histoire naturelle des fermentations, j'ai suivi le rôle des infiniment petits dans le gouvernement et la transformation du monde ; ce rôle des causes cachées des choses, *de abditis rerum causis,* que Fernel, un des nôtres, avait rêvé ; j'ai retrouvé, enfin, sous un point de vue nouveau, l'idée que je me forme de la constitution même de l'univers.

Ce monde des infiniment petits s'attaque à la matière inorganique et à la matière organique, qu'elle soit morte ou vivante. Morte, c'est la fermentation ; vivante, c'est la contagion. La maladie contagieuse ne serait-elle qu'une fermentation, non pas de même espèce, sans doute, que la fermentation ordinaire, celle du moût ou de la décoction d'orge par exemple, mais analogue ? Oui, répond M. Bouley avec une conviction profonde : fermentation et contagion sont fonctions d'un être vivant, elles se confondent dans leur principe ; donc fermenter ou être malade c'est tout un ; et nous tenons dans nos mains le secret même de toute pathologie.

Alors, j'ai observé un étonnant phénomène : une intelligence supérieure obsédée par la médecine.... La médecine obsède M. Bouley, elle obsède M. Pasteur, elle obsède cet essaim bourdonnant d'hommes qui butinent sur la physiologie, et les chimistes et les physiciens et le vulgaire même. J'ai compris, à ce spectacle, que « cette envie de dominer et de discuter en fait de maladies, qui entache presque tous les esprits et les cœurs, qui sert de pâture à l'amour-propre de tout le monde », comme dit un maître, était une sorte de besoin de notre nature, que l'artiste élevé, sûr de lui-même et confident discret de toutes les misères comme de toutes les joies, doit apprendre à tolérer.

O médecins, mes confrères, mes amis, que n'étiez-vous là pour constater la grandeur de votre science et la dignité de l'art de guérir ! On rabaisse la médecine parce qu'on l'ignore ; et les plus acharnés contre elle aspirent cependant à la conduire à la perfection. Le but des travaux de Cl. Bernard est la médecine, le but des travaux de M. Pasteur, la médecine, le but des leçons de M. Bouley, c'est encore la médecine.... toujours ! toujours ! Vains efforts ! ces hommes, semblables à Moïse, marqués comme lui du pouce de Dieu, sont fixés à jamais sur la montagne : il suffit à l'éternelle sagesse qu'ils contemplent de loin cette terre promise où vous prospérez.

Ce sera leur honneur, ô médecins, de vous avoir eu pour maîtres ! Vous avez été les initiateurs de M. Pasteur ; il a étendu par ses découvertes vos propres observations. Vous avez étudié la variole, la seule des maladies virulentes de l'homme qui livre un virus susceptible d'être soumis à une expérimentation utile, simple et vraie. Vous avez dit que ce virus, semblable à une semence, croissait et multipliait dans l'organisme prédisposé à le recevoir et que c'était un corps vivant. Vous avez constaté qu'il était capable de déchéance et de perfection et vous avez cherché à l'inoculer ; vous l'avez inoculé pour engendrer à votre gré des varioles bénignes capable des conférer l'immunité ; mais, peu satisfaits du résultat, vous avez été plus loin, vous avez inventé la vaccination. Vous avez enfin créé la théorie des maladies virulentes : vous avez dit que les virus ne sont que des causes occasionnelles, vous avez reconnu qu'il ne fallait pas confondre dans l'analyse de la maladie, et les effets immédiats de la cause occasionnelle et l'affection qu'elle provoque ; et l'étude de cette affection vous a découvert les moyens de gouverner l'évolution de la maladie et les signes qui annoncent — chose capitale — si le sujet affecté guérira ou succombera.

Que nous sommes loin des manipulations microbiennes et des expériences mémorables de Pouilly-le-Fort ! M. Pasteur, dans cette voie triomphale parcourue depuis deux mille ans par la médecine, en est encore aux virus d'inoculation ; et ses sectateurs, ignorant même ce que c'est que maladie, continuent à confondre l'organisme qui souffre, et qui fait effort pour guérir, avec je ne sais quelle bouillie gâtée qui fermente !

J'ai écouté M. Bouley respectueusement, comme il convient de le faire lorsqu'on se trouve en face d'un homme éminent. Je n'ai pas voulu ouïr les attaques dirigées contre la médecine, j'ai couvert d'un voile discret les écarts d'une imagination trop ardente,... pour me laisser aller tout entier au plaisir d'entendre un des maîtres incontestés de ce temps et de goûter une fois de plus à des choses qui, mises dans leur vrai jour, nous font le plus grand honneur.

PHARMACOLOGIE

—

L'élixir ferrugineux.

Citrate de fer ammoniacal............ 5 grammes.
Élixir de Garus.................... 500 —
Faites dissoudre.

Prenez un petit verre à liqueur de cet élixir après le repas ou à tout autre moment de la journée, selon que le commandera l'indication. Diminuez la dose pour les enfants, et aussi pour les adultes, s'il est nécessaire.

L'élixir ferrugineux convient à la *convalescence*, lorsqu'il s'agit de rétablir promptement les *digestions*. Il fortifie dans toutes les affections où l'action digestive, sans excès de vin ou de liqueurs spiritueuses, s'accompagne d'*abattement* et de *pâleur de la face*. Utile, enfin, pour préparer, soutenir et compléter la *fluxion cataméniale imparfaite*.

Le vin hydragogue.

Poudre de jalap.............. 20 grammes.
Squammes de scille..........
Poudre de sem. de colchique. } āā 10 —
Ecorc. d'or. amères jaunes.... 20 —
Sucre...................... 200 —
Vin blanc.................. 1000 —
Alcool à 60°................ 60 —

Mettez les poudres, les squammes et le vin dans un pot. Faites macérer pendant huit jours, en agitant de temps en temps. Le sixième jour de la macération, introduisez dans le pot les écorces d'oranges et le sucre. La macération terminée, décantez, filtrez au papier et ajoutez l'alcool.

En ajoutant l'alcool seulement à la fin de l'opération, on fixe les produits résineux dissous dans le vin et il n'y a pas de dépôt.

En préparant ce vin à la manière ordinaire, c'est-à-dire en laissant en contact, pendant vingt-quatre heures, l'alcool avec le jalap, etc., il se précipite peu à peu beaucoup de résine sous la forme d'une matière blanche granuleuse; et le vin en est trop chargé.

Je donne ce vin soit comme *purgatif* ordinaire, soit comme purgatif et diurétique dans les *hydropisies*.

Je le fais prendre par verres à vin de madère ou de bordeaux. On commence par un verre et l'on en augmente la dose quotidienne de un ou plusieurs verres jusqu'à ce que se produise l'effet désiré.

Dans les hydropisies où les vaisseaux veineux et lymphatiques ne sont point totalement oblitérés et où la résorption peut encore s'effectuer, — je suppose les reins capables d'excréter encore, — on voit au bout de peu de jours l'épanchement diminuer en proportion de la quantité des humeurs évacuées par les reins et l'intestin et finalement disparaître dans les cas simples,

Paris. — A. Parent, imprimeur de la Faculté de médecine, A. Davy. successeur, rue Madame, 52, et rue Monsieur-le-Prince, 14.

9 782016 154397